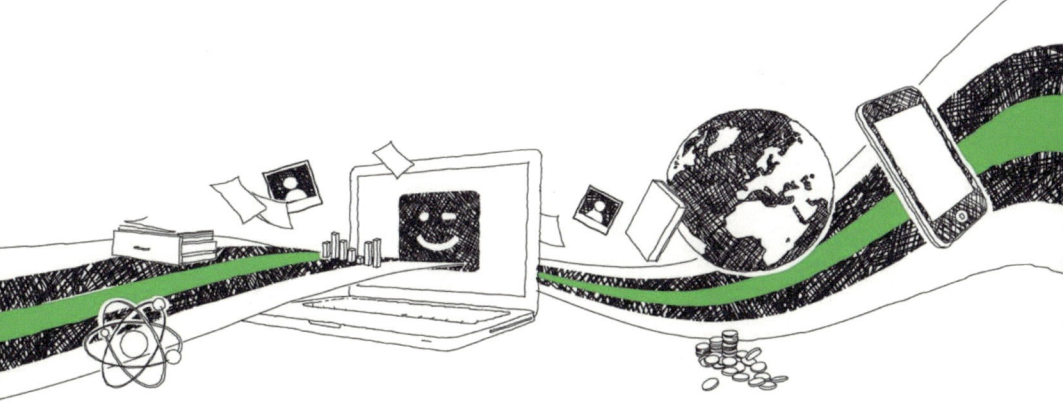
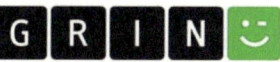

Christian Girbardt

Das Assistenzmodell bei Muskeldystrophie

GRIN Verlag

Bibliografische Information der Deutschen Nationalbibliothek:

Die Deutsche Bibliothek verzeichnet diese Publikation in der Deutschen National-
bibliografie; detaillierte bibliografische Daten sind im Internet über http://dnb.d-
nb.de/ abrufbar.

Impressum:

Copyright © 2006 GRIN Verlag GmbH
Druck und Bindung: Books on Demand GmbH, Norderstedt Germany
ISBN: 978-3-638-86519-7

Dieses Buch bei GRIN:

http://www.grin.com/de/e-book/80190/das-assistenzmodell-bei-muskeldystrophie

GRIN - Your knowledge has value

Der GRIN Verlag publiziert seit 1998 wissenschaftliche Arbeiten von Studenten, Hochschullehrern und anderen Akademikern als eBook und gedrucktes Buch. Die Verlagswebsite www.grin.com ist die ideale Plattform zur Veröffentlichung von Hausarbeiten, Abschlussarbeiten, wissenschaftlichen Aufsätzen, Dissertationen und Fachbüchern.

Besuchen Sie uns im Internet:

http://www.grin.com/

http://www.facebook.com/grincom

http://www.twitter.com/grin_com

Universität Leipzig

Medizinische Fakultät

Selbständige Abteilung für Sozialmedizin

Hausarbeit

Thema:

Das Assistenzmodell
bei Muskeldystrophie

Christian Girbardt, SG 1

Leipzig, 27. September 2006

Inhaltsverzeichnis

1 Einleitung

Ein Fallbeispiel: Frau Schmidt, 40 Jahre, Diagnose Muskeldystrophie

Im Rahmen unserer Hospitation waren wir zu Gast bei Frau Schmidt, einer 40jährigen Frau mit Muskeldystrophie, die uns in ihrer Wohnung empfing. Frau Schmidt ist – wiewohl geistig im Vollbesitz ihrer Kräfte – zu einem hohen Grad gelähmt und kann somit einfachste Handgriffe nicht selbst bewerkstelligen; sie will aber gleichzeitig auf keinen Fall mehr ihren Eltern zur Last fallen, bei denen sie auch als Erwachsene noch lange Zeit gelebt hatte – kurzum, sie ist in einer Lage, in der es für sie früher nur einen einzigen Platz gegeben hätte, nämlich das Heim. Zum Glück für sie bot sich ein Ausweg: Das Assistenzmodell. Was es mit diesem Modell auf sich hat, und wie es einer Patientin mit Muskeldystrophie trotz der Schwere dieser Erkrankung ein weitgehend selbständiges Leben ermöglicht, davon handelt diese Hausarbeit.

2 Hauptteil

2.1 Das Assistenzmodell

2.1.1 Was ist das Assistenzmodell?

Beim Assistenzmodell geht es in Abgrenzung zu früheren Formen der Betreuung darum, dass der Behinderte[*] zu Hause wohnen bleibt und dabei selbstbestimmt über den Einsatz seiner persönlichen Assistenten entscheiden kann. Idealerweise fungiert er dabei als Arbeitgeber für die Assistenten (so war es auch bei der von uns besuchten Frau Schmidt). Das Assistenzmodell kann aber auch im Rahmen von Assistenzorganisationen durchgeführt werden, bei denen Assistenten zwar primär bei der Organisation angestellt sind, das „Bindeverhältnis" zwischen Betroffenem und Assistenten aber „im Denkmodell der Selbstbestimmung und Assistenz erhalten" bleibt (Drolshagen, 2001, S. 26). Im Assistenzmodell, und zwar insbesondere in seiner Form als Arbeitgebermodell, übernimmt der Behinderte vier fundamentale Kompetenzen: Die Personal-, Anleitungs-, Organisations- und Finanzkompetenz. Personalkompetenz bedeutet das Auswählen von Assistenten (z. B. per Bewerbungsgespräch) und das Zuteilen von Mitarbeitern zu bestimmten Aufgabenbereichen.

---

[*] In dieser Arbeit wird aus Gründen der besseren Lesbarkeit bei Personenbezeichnungen durchgehend nur die grammatisch männliche Form verwendet. Dies stellt keine Diskriminierung dar, sondern ist im Sinne einer neutralen Gruppenbezeichnung zu verstehen.

Unter Anleitungskompetenz versteht man Fähigkeit zur Mitarbeiterführung und das Einweisen neuer Assistenten in ihr Arbeitsgebiet. Mit Organisationskompetenz ist z. B. das Erstellen von Dienst- und Urlaubsplänen sowie das Organisieren einer Vertretung bei Krankheit eines Assistenten gemeint. Die Finanzkompetenz umfasst, wie der Name schon sagt, alle finanziellen Bereiche, von der korrekten Buchhaltung über die Auszahlung der Löhne bis hin zur Kommunikation mit dem Finanzamt (Drolshagen, 2001). Gerade die Finanzkompetenz ist enorm wichtig, zumal die Finanzierung des Assistenzmodells bis heute vom Gesetzgeber nicht explizit geregelt ist. So bestreitet Frau Schmidt zum Beispiel ihre Finanzierung aus Leistungen der Krankenkasse, der Pflegeversicherung und des Sozialamts. Sie wusste dabei auch zu berichten, dass viele andere Betroffene ähnlich verfahren müssen.

2.1.2 Hintergrund

2.1.2.1 Geschichtliches

Das Assistenzmodell muss im Kontext der Independent-Living-Bewegung (sinngemäß „selbstbestimmt leben") gesehen werden. Diese Bewegung entstand im Amerika der 60er Jahre „als Protest auf klinische Lebensbedingungen mit Dienst- und Pflegeplänen in Institutionen" (Österwitz, 1996, S. 198); Lebensbedingungen also, die letztlich das Recht der Betroffenen auf Entfaltung der Persönlichkeit enorm einengten. Die Independent-Living-Bewegung möchte die „Macht über den eigenen Körper und den Alltag wieder den Betroffenen zurückgeben" (Österwitz, 1996, S. 202). Auch in Deutschland ist der Kampf gegen Fremdbestimmung seit den frühen 70er Jahren Teil der Behindertenbewegung (Drolshagen, 2001). Es wird nicht mehr hingenommen, dass Betroffenen das Recht auf Selbstbestimmung ab einem gewissen Grad der Behinderung sukzessive aberkannt wird. Man möchte vielmehr Behinderten die Möglichkeit zu geben, so viele Entscheidungen wie nur irgend möglich selbst treffen zu können. Zum Beispiel wird gefordert, dass die vom Staat bereitgestellten Mittel den Betroffenen selbst zufließen, damit diese sich Strukturen von Unterstützung und Hilfe schaffen können. Benötigte Hilfe kann – so die Überzeugung – genau so gut auch direkt am Wohnort eines Behinderten organisiert und geleistet werden.

Ganz im Sinne dieser Überzeugungen steht das Assistenzmodell. Man geht von der Überlegung aus, dass jeder Mensch in unserer Gesellschaft täglich Dienstleistung vieler Art in Anspruch nimmt und die freie Entscheidung hat, wann er welche dieser Dienstleistungen benötigt. Genau dieses sonst so selbstverständliche Recht wird im Rahmen des Assistenzmodells endlich auch Behinderten zugestanden. Sie sollen entscheiden dürfen, wann sie welche Assistenz benötigen und an wen sie welche Aufgaben in welchem Umfang delegieren möchten. Das Assistenzmodell nimmt damit im Vergleich zur bisherigen Versorgung Behinderter einen „radikalen Perspektivenwechsel" vor (Paul, 2002, S. 37). Bis heute ist das Assistenzmodell bei weitem noch nicht überall bekannt, geschweige denn, dass es besonders häufig praktiziert würde. Dies berichtete uns Frau Hausschild aus eigener Erfahrung: In Sachsen war sie die Erste, die für sich eine Pflege nach dem Assistenzmodell einrichtete.

2.1.2.2 Gesetzeslage

Das Assistenzmodell findet seine gesetzliche Grundlage in Deutschland vor allem im SGB IX Rehabilitation und im Behindertengleichstellungsgesetz. In seiner aktuellen Form von 2005 fordert das SGB IX bereits in § 1 „Selbstbestimmung und Teilhabe am Leben in der Gesellschaft". In § 9 wird das Wunsch- und Wahlrecht bekräftigt, d. h. berechtigten Wünschen der Betroffenen muss entsprochen werden. Trotz der relativen Ungenauigkeit des Begriffs „berechtigt" stellt dies im Vergleich zu früher quasi eine Umkehrung der Situation dar: Der Träger der Rehabilitationsleistung muss jetzt belegen, dass eine entsprechende Forderung unbegründet ist. Insbesondere im Absatz 3 desselben Paragrafen wird dann die gesetzliche Basis für das Assistenzmodell dargestellt: „Leistungen, Dienste und Einrichtungen lassen den Leistungsberechtigten möglichst viel Raum zu eigenverantwortlicher Gestaltung ihrer Lebensumstände und fördern ihre Selbstbestimmung." Weitere Gesetze und Verordnungen, die den Rahmen dieser Arbeit sprengen würden, regeln die genaueren Modalitäten.

2.1.3 Bedeutung des Assistenzmodells für die Betroffenen

Die zunächst aufkommende Frage, die man im Gespräch mit Kommilitonen (und umso mehr als Betroffene wie Frau Hausschild) sofort zu hören bekommt, ist sinngemäß diese: „Was bringt dieses Modell denn überhaupt, wo es doch Sozialdienste und Heime gibt?"
Die Antwort ist: Behinderte Menschen verstehen sich durch das Assistenzmodell als Experten in eigener Sache, die ihre Hilfsleistungen „selbstbestimmt mittels Schaffung echter Wahlmöglichkeiten" (Franz, 2002, S. 15) organisieren und damit ihr Leben eigenständig gestalten. Oder, um Frau Schmidt als eine der Betroffenen selbst zu Wort kommen zu lassen: „Ein Leben im Heim kam und kommt nicht für mich in Frage und ein ambulanter Dienst kann unseren umfassenden, auch nächtlichen Hilfebedarf, nicht übernehmen". Independent Living – und somit das Assistenzmodell als eine Form des Independent Living – bringt den Betroffenen Selbständigkeit, Eigenverantwortung, mehr Freiheit und damit letztendlich mehr Lebensqualität (Österwitz, 1996). Dazu noch einmal ein Zitat von Frau Schmidt: „Unser Leben hat sich ... grundlegend verändert. Wir treffen unsere Entscheidungen selbst, fühlen

uns unabhängig, sind mobil, können Termine wahrnehmen, Veranstaltungen besuchen und unsere Interessen vertreten" (Hauschild, 2003, S. 37).

Gleichzeitig neben mehr Rechten bedeutet ein solches Leben nach dem Independent-Living-Konzept aber natürlich auch mehr Pflichten und Verantwortlichkeiten. Dies umfasst auch, Risiken in Kauf zu nehmen und bereit zu sein, „das Bekannte und Wohlvertraute mit dem Unbekannten und Ungewohnten zu vertauschen" (Österwitz, 1996, S. 203).

2.1.4 Das Assistenzmodell speziell bei Frauen

Generell gehören „behinderte Frauen zugleich zwei gesellschaftlichen Gruppen [an], die Diskriminierungen ausgesetzt sind" (Franz, 2002, S. 9). Sie können die Freiheiten, die sich Frauen seit den gesellschaftlichen Umbrüchen der sechziger Jahre erkämpft haben, allzu oft nicht nutzen. Es ist ihnen laut Franz (2002) oft unmöglich, eine „normale" weibliche Identität im Rahmen geschlechtsspezifisch ausgerichteter Rollenmuster zu erlangen. Ein Teil dieser Rollenmuster ist z. B. nach wie vor das äußere Erscheinungsbild. Hier hilft das Assistenzmodell: Die Betroffene kann sich – etwa durch die Einteilung von ausschließlich weiblichen Assistenten in den Morgenstunden – die individuelle weibliche Hilfe bei der Morgentoilette einplanen, die sie benötigt. Insbesondere in Bereichen der Intimpflege wünschen sich viele behinderte Frauen ausschließlich weibliches Pflegepersonal – ein selbstverständlich klingender Wunsch, dem laut Aussage Frau Schmidts in der Praxis bei einem normalen Pflegedienst aber keineswegs immer entsprochen wird. Des Weiteren entspricht es den traditionellen Geschlechtsstereotypen, dass von Frauen erwartet wird, für andere da zu sein. Die eigene Hilfsbedürftigkeit jedoch „zu artikulieren und einzufordern fällt behinderten Frauen oftmals schwer" (Franz, 2002, S. 63). Auch hier eröffnet das Assistenzmodell entscheidende Möglichkeiten für die Frau. So ist es keine Seltenheit, dass sich aus dem offiziellen Arbeitsverhältnis von Arbeitgeberin und der einen oder anderen Assistentin eine regelrechte Freundschaft entwickelt (Franz, 2002). Eine vollkommen andere, fast schon tabuisierte Seite des Problems „Frauen und Behinderung" sind behinderte Mütter. Ihnen wird durch das Assistenzmodell die Möglichkeit geboten, einen individuellen Mittelweg in der Gratwanderung zwischen Aufopferung für das Kind und eigener Hilfsbedürftigkeit zu finden. (Franz, 2002)

2.2 Muskeldystrophie

2.2.1 Klinisches Bild

Die Muskeldystrophie ist eine erbliche, chronisch progressive Krankheit der Skelettmuskulatur. Es sind mehr als 30 verschieden Formen bekannt. Gemeinsam ist allen Formen zunächst eine Schwäche, später eine Atrophie der Willkürmuskulatur. Konkret bedeutet dies für den Patienten eine langsam fortschreitende Lähmung. Die Atrophie kann dabei auch zunächst durch erhebliche Fetteinlagerungen maskiert sein. In psychischer Hinsicht fallen manche Kinder durch Ängstlichkeit und geminderte Intelligenz auf. Erwachsene entwickeln oft eine depressive bis resignierte Haltung. (Poeck / Hacke, 2001)

2.2.2 Epidemiologie

Mit einer Prävalenz von ca. 5 pro 100.000 Einwohner sind Muskeldystrophien verglichen mit anderen Krankheiten durchaus nicht selten. Männer sind häufiger betroffen. Angaben über die Gesamtinzidenz aller Muskeldystrophien sind in der Literatur nicht zu finden, wohl aber Zahlen zur Inzidenz einzelner Typen. So besteht für den häufigsten Typ, die Muskeldystrophie Typ Duchenne, in Europa eine Häufigkeit von 1 Erkrankung auf 4000-5000 Knabengeburten. Generalisierte Angaben zu Mortalität und Letalität sind nicht sinnvoll, da diese je nach Typ der Muskeldystrophie stark variieren. So beträgt etwa die Lebenserwartung beim Typ Duchenne nur um die 20 Jahre, bei der zweithäufigsten Form, dem Typ Becker-Kiener liegt sie dagegen fast im Normalbereich. Risikofaktoren im klassischen Sinne existieren nicht, da es sich um reine Erbkrankheiten handelt. Gefährdet sind damit sowohl Kinder als auch Geschwister von Erkrankten. (Poeck / Hacke, 2001)

2.2.3 Früherkennung

Durch ihren Charakter als Erbkrankheiten bieten die Muskeldystrophien die besondere Chance der Früherkennung durch Filteruntersuchungen. Bereits durch eine genetische Beratung kann ein Erkrankungsrisiko für noch ungeborene Kinder ermittelt werden. Da abhängig vom Typ der Muskeldystrophie unterschiedliche Vererbungsmodi vorliegen (autosomal-dominant, autosomal-rezessiv, X-chromosomal-rezessiv), spielt für eine solche Risikoangabe der genaue Typ der Muskeldystrophie die entscheidende Rolle. Mit Methoden der modernen Medizin ist des Weiteren gar der pränatale Nachweis bestimmter zur Krankheit führender Mutationen möglich (Poeck / Hacke, 2001). Das große Feld der sich damit auch stellenden ethischen Fragen soll hier nicht näher beleuchtet werden.

2.2.4 Therapie, Rehabilitation und Gesundheitsbildung

Leider existiert bis heute keinerlei kausale Therapie der Muskeldystrophie. Eine potentiell sich anbietende Gentherapie ist noch im Entwicklungsstadium. Man muss sich also einstweilen auf die Möglichkeiten beschränken, den weiteren Verlauf der Krankheit im Sinne der Tertiärprävention aufzuhalten. Wichtige Punkte dabei sind krankengymnastische Übungen und eiweißreiche Kost zur Kräftigung der noch erhaltenen Muskeln. Auch muss dem Betroffenen das Leben mit der Krankheit so gut als möglich erleichtert werden, was durch die Versorgung mit Hilfsmitteln aller Art wie dem Rollstuhl, Ess- und Kommunikationshilfen geschieht. Außerdem ist „von größter Wichtigkeit [...] die psychologische Führung der Erkrankten und ihrer Familienangehörigen" (Poeck / Hacke, 2001, S. 675). All diese Maßnahmen kommen einem wesentlichen Ziel von Rehabilitation nahe: Dem Betroffenen soll ermöglicht werden, „Fähigkeiten und Kräfte zu entfalten und einen angemessenen Platz in der Gemeinschaft zu finden" (Seidel, 1999, S. 254). Ein weiteres Ziel von Rehabilitation ist die dauerhafte Eingliederung in das Berufsleben, an der laut Burgstaller (1983) in unserer Gesellschaft sogar festgemacht wird, ob eine Integration als geglückt angesehen wird. Ob und wieweit Patienten mit Muskeldystrophie in das Berufsleben integriert sein können, ist stark vom Stadium der Muskeldystrophie abhängig und leider vor allem bei fortgeschrittenem Verlauf nicht immer möglich. Burgstaller sieht als ideale Berufsfelder qualifizierte Büro-tätigkeit, vor allem im öffentlichen Dienst. Körperlich anstrengende Arbeit ist soweit wie möglich zu vermeiden.

Natürlich sind auch bei der Muskeldystrophie Maßnahmen der Gesundheitsbildung sinnvoll. Gesundheitsbildung teilt sich nach Seidel (1999) in die drei Bereich Gesundheitsaufklärung, Gesundheitserziehung und Gesundheitsberatung. Für die Muskeldystrophie kann wie bei anderen Krankheiten das ganze Spektrum gesundheitsbildender Maßnahmen von ärztlicher Beratung über Diätassistenz bis hin zur behindertengerechten Gestaltung der Lebenswelt sinnvoll eingesetzt werden. In Bezug auf das Assistenzmodell kommt insbesondere der Gesundheitsaufklärung eine tragende Rolle zu, da, wie Frau Schmidt berichtete, bis heute bei Weitem noch nicht alle Betroffenen überhaupt davon wissen.

2.2.5 Soziale Integration und Umweltprobleme

Patienten mit Muskeldystrophie haben das große Problem der Anpassung an immer neue Zustände: Durch die Progredienz und Vielgestaltigkeit ihrer Erkrankung müssen sie fähig sein, sich immer wieder an einen neuen Zustand anzupassen – eine Tatsache, die im Übrigen ebenso für die sie umgebenden Menschen wie für sie selbst zutrifft. Dieser Vorgang ist für beide Seiten psychisch belastend. So fällt die irgendwann auftretende Entstelltheit des

Gesichts in den „Bereich dessen, was viele Leute als Behinderung empfinden" (Burgstaller, 1983, S. 269). Die durch den Funktionsausfall der Extremitätenmuskulatur bedingte Lese-Schreib-Schwäche grenzt die Betroffenen vom Leben aus, selbiges trifft auf die irgendwann auftretende Unfähigkeit, Treppen zu steigen, zu. Ganz im Sinne der Neudefinition von Behinderung laut SGB IX kann man nun aber auch von einer anderen Warte aus argumentieren: Muskelkranke Menschen wären weniger behindert, wenn mehr Häuser Lifte hätten, die Straßen niedrige Bordsteine hätten etc. (Burgstaller, 1983). In einem ganz speziellen Bereich ist für Patienten mit Muskeldystrophie eine besondere Behandlung geboten: Nämlich beim Arzt, und zwar insbesondere bei Unfallchirurgen und Orthopäden. Gerade mit diesen Fachgruppen haben die Betroffenen durch die Häufigkeit von Stürzen überdurchschnittlich viel zu tun. Die übliche „symptomzentrierte Behandlungsweise", bei der ein Bruch ruhig gestellt wird, wirkt sich für die Patienten aber ungünstig und sogar kontraproduktiv aus, da durch das Ruhigstellen die Beweglichkeit der Extremität dauerhaft geschädigt werden kann. Auch können Schienen aus den üblicherweise verwendeten Materialien für die Betroffenen zu schwer sein. Es sind also herkömmliche Therapiepfade zu hinterfragen und im Einzelfall andere Entscheidungen zu treffen; ein Vorgehen, das vom behandelnden Arzt viel Wissen und durchaus auch Mut voraussetzt. (Burgstaller, 1983)

2.3 Erfahrungen mit dem Assistenzmodell bei Muskeldystrophie am Beispiel von Frau Schmidt

2.3.1 Die Muskeldystrophie und ihre lebensweltliche Dimension

Sowohl Frau Schmidt selbst als auch ihre Schwester sind von der Krankheit betroffen. Sie konnte uns leider keine nähere Auskunft über ihren genauen Typ der Muskeldystrophie geben. Warum Frau Schmidt nicht näher darüber Bescheid wusste, wurde uns nicht völlig klar. Laut eigener Aussage wolle sie sich so wenig wie möglich damit beschäftigen; sie habe genug von den Ärzten. Diese prinzipielle Barriere in der Arzt-Patient-Beziehung scheint bei ihr ein wesentlicher Teil ihres Denkens zu sein. Die laut Literatur häufig anzutreffende „reaktiv-depressive Verstimmung oder passiv-resignierte Einstellung" (Poeck / Hacke, 2001, S. 674), findet meiner Ansicht nach ihre Bestätigung bei ihr – mit der deutlichen Einschränkung allerdings, dass es sich bei dieser Einschätzung notwendigerweise nur um einen subjektiven Eindruck während des etwa einstündigen Besuchs handeln kann. Ohnehin davon unberührt bleibt Frau Schmidts Engagement bezüglich des Assistenzmodells, sowohl in privater als auch in öffentlicher Hinsicht.

Frau Schmidt besitzt eine Büroausbildung und hat in diesem Beruf auch ein paar Jahre für drei Tage pro Woche gearbeitet. Diese Tätigkeit musste sie jedoch inzwischen aufgeben, da die Lähmung bereits die Hände erreicht hat. Sie geht gern abends mit Freundinnen aus, z. B. ins Theater oder ins Kino. Eine Partnerschaft besteht nicht.

Frau Schmidt hat als Behinderte naturgemäß eine andere Sicht auf unsere Gesellschaft. Dies verdeutlichte sie uns sehr eindrücklich an verschiedenen Einzelbeispielen: Wie soll man als rollstuhlgebundener Mensch Formalitäten bei Behörden erledigen, wenn die Gänge dort zu schmal sind? Warum denken selbst gute Freundinnen bei der Tischreservierung nicht daran, ob das Restaurant über eine Rampe zu erreichen ist? Wie weit her ist es mit der selbstbestimmten Freizeitgestaltung, wenn im größten Kino Leipzigs nur zwei Säle per Rollstuhl befahrbar sind? Und wo bleibt eigentlich die freie Arztwahl, wenn viele Arztpraxen nur über Stufen zu erreichen sind? Man sieht: Die Gesellschaft bietet nach wie vor so viele Einschränkungen, die auf absehbare Zeit wohl auch nicht alle gelöst werden können, dass es eigentlich eine Selbstverständlichkeit sein sollte, Behinderten wenigstens in ihrem privaten Umfeld das ihnen gesetzlich zustehende Recht auf Selbstbestimmung voll zu gewährleisten. Genau dies geschieht im Assistenzmodell.

2.3.2 Konkrete Umsetzung des Assistenzmodells

Frau Schmidt lebt nach dem Arbeitgebermodell. Sie verfügt über sämtliche dazu nötigen Kompetenzen, die sie sich in mühsamer Arbeit allesamt selbst aneignen musste. Heute leitet und koordiniert sie die Pflege für sich und ihre Schwester, die im selben Haus ebenfalls in einer eigenen Wohnung wohnt. Sieben Pflegekräfte betreuen die zwei behinderten Frauen in ihrer jeweiligen Wohnung rund um die Uhr im Schichtdienst. Das bedeutet, dass bei Bedarf zu jeder Tages- und Nachtzeit eine Assistentin zur Stelle ist. Das Assistenzmodell ist für Frau Schmidt in vielerlei Hinsicht die ideale Lebensform: So gibt es ihr die Unabhängigkeit, die sie braucht – ein Heim wäre für sie nach eigener Aussage unzumutbar. Sie kann sich genau das Essen zubereiten lassen, das sie gerne mag. Sie stellt lediglich Frauen als Assistenten ein, einfach, weil ihr das persönlich lieber ist. Und, vielleicht der wichtigste Punkt, es ermöglicht ihr die Anpassung an immer veränderte Lebenssituationen – denn nach ihrer Aussage verliert man bei einer Krankheit wie der Muskeldystrophie nach und nach immer wieder bestimmte Fähigkeiten, schleichend zwar, doch unaufhaltsam. Für sie ist dies im Übrigen keine fatalistische Einstellung: Sie setzt auf technische Hilfsmittel, um das Leben so lange wie möglich in der ihr gewohnten Form fortzusetzen.

2.3.3 Das Assistenzmodell als Teil des Lebenssinns

Das Assistenzmodell ist für Frau Schmidt der entscheidende Faktor für ein selbstbestimmtes Leben. Sie lebte lange Zeit mit Ihrer Schwester bei Ihrer Mutter. Weil sie vorausschauend an eine Zeit dachte, in der ihre Mutter älter werden würde, und weil sie den Wunsch hatte, ein selbstbestimmteres Leben zu führen, machte sie den Schritt zur Beantragung des Assistenzmodells. Nach langen – auch gerichtlichen – Auseinandersetzungen erhielten sie und ihre Schwester dafür den Zuspruch. Bereits damals lieferte ihr die Beschäftigung mit dem Thema eine Aufgabe und somit einen gewissen Lebenssinn, zumal sie sich das nötige Wissen einer Arbeitgeberin erst aneignen musste. Frau Schmidt ist heute sehr aktiv in Leitung und Organisation ihrer Pflege. Sie redet stolz von „ihrem Betrieb" und sieht sich als kompetente Arbeitgeberin mit allen sich daraus ergebenden Verpflichtungen wie die Einteilung der Dienstpläne, die Urlaubsplanung, die korrekte Buchhaltung und das Einstellen und Anlernen neuer Mitarbeiterinnen. Sie hat ihre Schwester bei der Einrichtung des Assistenzmodells für sie aktiv unterstützt. Außerdem setzt sie sich – im Sinne der Gesundheitsaufklärung – auch außerhalb ihrer heimischen Sphäre für die Verbreitung des Assistenzmodells ein. So sprach sie beispielsweise bei einer Fachtagung mit dem Thema „Selbstbestimmt und in Würde: Assistenz bei der Arbeit und Pflege" in Dresden, wovon auch ein Druck ihrer Ausführungen in einer dazu veröffentlichten Broschüre erschienen ist. Alles in allem hat man beim persönlichen Gespräch das Gefühl, dass sie voll und ganz im Assistenzmodell aufgeht und einen Teil ihres Lebenssinns daraus bezieht.

3 Schlussfolgerungen

Das Fazit nach intensiver Beschäftigung mit dem Thema fällt für mich eindeutig aus: Das Assistenzmodell ist eine hervorragende Lösung für viele Behinderte, solange die Schwere ihrer Erkrankung eine derartige Form der Pflege zulässt und sie bereit sind, aktiv an der Gestaltung ihrer Pflege beteiligt zu sein. Es bleibt zu hoffen, dass der Begriff der Selbstbestimmung im Leben Behinderter eines Tages die Selbstverständlichkeit haben wird, die ihm zukommt. Das Assistenzmodell als ein Schlüssel zu selbstbestimmten Lebensformen ist bis jetzt viel zu wenig ins öffentliche Bewusstsein, ja, selbst in das Bewusstsein vieler behinderter Menschen eingedrungen. Viel Öffentlichkeits- und Aufklärungsarbeit muss auf diesem Feld noch geleistet werden.

Vielleicht kann diese Hausarbeit einen kleinen Teil dazu beitragen.

4 Literaturverzeichnis

Burgstaller, A. (1983) *Soziale Integration und Umweltprobleme.* In: Mamoli, B. & Toifl, K.: *Klinik, Diagnose und Therapie der Muskeldystrophien.* 1. Aufl. Wien: Facultas

Drolshagen, B. et al. (2001): *Handbuch „Selbstbestimmt Leben mit Persönlicher Assistenz" – Ein Schulungskonzept für Persönliche Assistentinnen.* Neu-Ulm: AG SPAK Bücher

Franz, A. (2002): *Selbstbestimmt Leben mit Persönlicher Assistenz – Eine alternative Lebensform behinderter Frauen.* Neu-Ulm: AG SPAK Bücher

Hauschild, I. (2003). *Das Arbeitgebermodell bei eigener Pflegebedürftigkeit.* In: PDS-Fraktion im Sächsischen Landtag (Hrsg.): Broschüre der Fachtagung *„Selbstbestimmt und in Würde: Assistenz bei der Arbeit und Pflege".* Dresden: Marcel Braumann, 36-37

Lachwitz et al. (2005). *SGB IX – Rehabilitation.* München: Luchterhand

Österwitz, I. (1996): *Das Konzept Selbstbestimmt Leben – eine neue Perspektive in der Rehabilitation?* In: Zwierlein, E. *Handbuch Integration und Ausgrenzung.* Berlin: Luchterhand, 196-206

Poeck, K. & Hacke, W. (2001): *Neurologie.* Berlin: Springer

Seidel, H.J. (1999): *Sozialmedizin.* In: Gaus et al. *Ökologisches Stoffgebiet.* 3. Aufl. Stuttgart: Hippokrates, Teil C